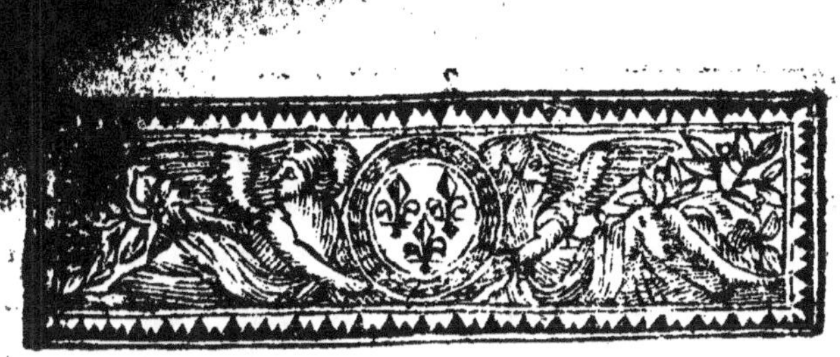

INSTRUCTION
POUR USER A PROPOS
DES EAUX THERMALES
DE BALARUC.

Par GUENNOLE' OLIVIER, *Docteur de la faculté de Medecine de Montpellier.*

DANS le dessein, où je suis de me rendre assidu pendant toutes les Saisons aux Bains de Balaruc, & de donner chaque année au Public un Journal, qui contiendra toutes les observations, que j'y aurai faites, tant sur le mauvais, que sur le bon usage de ces Eaux, je n'entreprens aujourdhui qu'une Instruction abregée, mais generale, à laquelle l'experience aura plus de part que la Theorie : pour satisfaire un chacun, vû que je sais que l'on s'y attend, je citerai le plus exactement que je pourrai, les Parties, que l'on y a decouvertes par l'analyse chimique ; mais je prie en même tems de m'excuser, si ne pouvant point forcer mon inclination, ou etouffer par complaisance mes lumieres, je laisse à l'écart cette analyse, lors qu'il faut rendre des raisons naturelles tant de la chaleur, que des effets, que produisent ces Eaux.

1°. On distingue dans les bains de Balaruc, sans le secours d'aucune analyse, les bouës, & les Eaux.

2°. On y remarque, sans avoir recours à aucun art, la concurrence de deux sources differentes, de maniere que la froide semble uniquement destinée pour temperer la chaude, & la reduire au point, où nous la voyons si utilement, & si generalement recommandée.

3°. Messieurs Deidier fameux Professeur de Chimie, & Regis grand Philosophe firent ensemble, il y a quelques années, l'analyse de ces Eaux. N'en ayants pû tirer aucun souffre, ils inférerent la necessité de son existence volatile, de l'odeur, qu'elles ont, & de l'égalité onctueuse, qu'elles donnent à la peau. Ils decouvrirent suivant les regles ordinaires de l'art, un sel volatil acide degagé d'un sel alkali fixe, d'où ils deduisirent la fermentation, & l'entretien de la chaleur de ces Eaux. Une demie once de ce sel alkali fixe distillée sans addition par un petit feu de reverbere leur donna en peu de tems 48. grains d'un esprit considerablement acide, mais assés doux. Ils convins rent ensemble que ces Eaux n'alterent point l'oseille, & les œufs frais, parce qu'elles n'ont point la chaleur de l'Eau ordinaire boüillante. *Lisez l'Histoire de l'Academie Royale des Sciences année 1699. pages 55. & 56.*

Mr. Vieussens ne dit ni plus, ni moins que ces Messieurs, *lisez le memoire pour l'Histoire des Sciences, & des beaux Arts article* 112. *page* 1465.

Mr. Duclos y reconnoit un cent vingt-huitiéme de Sel semblable au sel commun, &, aprés avoir fait diverses experiences, il infere que ce Sel ne tient ni du nitre, ni du nitreux, ni du vitriol, ni de l'alum, & qu'il ne s'y decouvre qu'un acide, & un alkali dans la proportion du Sel commun. *Lisez les observations sur les Eaux pag.* 41. *&* 42.

Presque tous les Medecins ont égard aux parties mentionnées, comme aux seules, dont on doive deduire les differents effets, qu'ils attribuent à ces Eaux, & y reconnoissent même des proprietés partagées ou mixtes, c'est à dire les proprietés des preparations salines & des sulfureuses. Je fais beaucoup de cas de leurs pretenduës decouvertes, & des raisonnements, qu'ils en inferent : je ne pretens blâmer, ni censurer personne dans mes écrits ; mais, comme je dois faire voir par un ouvrage, auquel je travaille depuis quelque-tems, que tout systeme n'est qu'un éloignement de la verité, & de la simplicité de la nature, il me faut, s'il est possible, sans autre lumiere que celle, qui m'est commune avec le païsan, & par consequent naturelle, expliquer la chaleur, & l'effet unique de ces Eaux, & c'est ce que je vais entreprendre.

Personne ne disconvient que le corps solide paroit avoir ses parties dans un repos respectif, & que le liquide aucontraire paroit avoir toutes ses parties dans un continuel mouvement reciproque. Tout le monde avoüe également, par une suite toute naturelle, que les parties du plus liquide de tous les Corps doivent avoir plus de differentes determinations; mais ce mouvement avec tant de determinations est un mouvement incommode aux organes du corps humain, & ne peut y faire autre impression, que celle d'un corps extremement chaud: il n'y a donc personne, qui n'infere que les Eaux de Balaruc acquierent la chaleur, qu'elles ont, à mesure que leurs parties sont froissées, divisées, & meuës en plus de differents sens.

En effet, lorsque l'eau devient froide jusqu'à se glacer, je vois de lœil le plus simple que ses parties sont pressées, & poussées vers un même lieu par l'air lui même, dont les parties ont une determination commune, pour former ce vent glacial, & que de cela seul l'eau devient glacée, sans qu'il se presente aucun autre changement. Je vois du même œil que les parties de cette Eau glacée approchées du feu composent de rechef un liquide, dés qu'elles sont mises en un mouvement reciproque, & que plus ces rapports se multiplient, plus elles acquierent de chaleur; mais certains systemes établissent qu'il y a un mouvement, qu'on appelle vortiqueux requis pour la chaleur des liquides, & qu'il faut aucontraire un mouvement vibratil pour faire la chaleur des solides; pour moi, qui m'apperçois que le solide devient chaud de la même maniere que le liquide, & que même plus il devient chaud, plus il devient liquide, j'ai raison de craindre de m'égarer en suivant des systemes qui tendent à me fournir des noms superflus, & à me faire trouver de la difference là, ou je n'en decouvre du tout pas. En effet, lorsque je veux me chauffer, & qu'il me faut faire un nouveau feu, je prens de l'Acier, un caillou, & de la meche. Je fais, dit-on, sortir le feu du caillou; mais il me semble que ce que je fais n'est autre chose que faire tomber sur la meche des parties de ces solides avec un mouvement de liquidité : quand la meche est prise, tout ce que j'y vois, me confirme dans mon jugement : quand j'en approche une allumette, je vois le souffre redevenir liquide, quand j'en allume un sarment, je vois le sarment se fondre, pour ainsi parler, devant moi; j'ai donc tout lieu de croire que là, où il y a un grand mouvement de liquidité, il doit y avoir de la chaleur, & je ne trouve dans la nature autre mouvement, que celui-là, qui puiſſe faire ſur mes organes cette impreſſion, qu'on appelle chaleur. La difference des Saiſons me preſente cette verité dans tout ſon jour ; & ne me permet point de douter de ma propoſition avancée.

Je ſerois fort tenté de pouſſer ces preuves plus loin ; mais, comme je dois traiter plus au long ces matieres dans mon ouvrage cideſſus promis, auquel je donne pour titre, *geneſis Phyſico-medica* : On me permettra de me retrancher à dire pour le preſent que je ne crois pas que la cauſe de la chaleur de ces Eaux ſoit une fermentation gratuitement ſuppoſée : que je crois encore moins qu'il y ait un liquide igné ſous les Eaux de Balaruc, de même que le feu ſe met & s'entretient ſous un chaudron plein d'eau. Si l'on trouve cependant ce feu ſoûterrain, il n'en faut pas davantage pour les échauffer ; mais, s'il ne s'en trouve pas, il faut plûtôt croire que les parties de ces Eaux ſont repouſſées frequemment & violemment pour ſe briſer, & qu'ainſi elles ſont écartées en plus de lieux avec beaucoup de rapidité dans leurs propres conduits, & qu'enfin pluſieurs de ces parties ont acquis la tenuité, la viteſſe, la multitude de rapports, qu'on attribuë aux parties d'un liquide igné. Je developperai plus au long toutes ces raiſons ailleurs, & me ferai mieux entendre, lorſque j'aurai établi dans le ſuſdit ouvrage mes principes ſimples, naturels, & exempts de toute ſuppoſition.

Pour passer donc maintenant à l'utilité, ou au bon usage de ces Eaux, il faut 1°. qu'elles soient emploïées à propos, & dans les cas convenables; ors je crois les personnes sensées trop attentives à leur santé pour negliger de prendre conseil des Medecins, lorsqu'elles sont à portée de leur parler, ou de leur écrire, & lorsqu'elles font tant que d'entreprendre ce voyage: je crois aussi les Medecins, qu'on consulte, trop prudents, & trop éclairés pour ne sâvoir pas distinguer les cas dangereux de ceux, dans lesquels les malades peuvent être ou soulagés, ou gueris; il est donc inutile que je fasse voir que ces personnes se comportent tres mal, qui usent sans circonspection de ces Eaux.

2°. Il faut prendre le tems requis, & cependant le plus frequent abus, que j'ai observé, est la hâte, avec laquelle on veut user de ces Eaux. L'épargne, ou l'avarice, qui en sont souvent le motif, font que ces personnes ne s'en retournent que gueries à demi, ou du tout point, & les mettent par une suite necessaire dans la triste obligation de venir toutes les Saisons depenser au centuple ce qu'elles avoient epargné la premiere fois.

3°. Il faut s'être preparé suivant la prudence de son Medecin: je n'ai cependant vû que trop de personnes, qui usoient de ces Eaux, soit interieurement, soit exterieurement, sans avoir esté preparées, suivant l'exigence de leurs maladies. Elles portent méme les choses plus loin, quand elles ont tant fait que de se rendre aux bains; parce qu'elles savent un peu quelle est la conduite commune, elles veulent sans s'enquerir d'un detail plus exact, se gouverner à leur maniere, user des Eaux sans methode, & prodiguer leur santé indiscretement; je puis même assurer que plusieurs fois il m'est arrivé de voir des personnes, qui, pour ne pas perdre leur voyage, ou crainte de differer d'un, deux, ou trois jours, afin de se bien preparer, s'en sont retournées dans un pire état, qu'elles n'étoient venuës.

4°. Il faut, selon le Proverbe vulgaire, à nouveau fait, nouveau conseil; j'ai cependant vû plusieurs personnes, qui, quoiqu'il leur survint de nouveau, & de facheux, suivoient si aveuglément, ou, pour mieux dire, si opiniatrément le Conseil, qu'elles avoient pris en partant, que je leur remontrois envain que, si leurs Medecins avoient été sur les lieux, ils auroient suspendu, multiplié, ou changé l'usage de ces Eaux, suivant les cas, qui se presentoient.

5°. Ou l'on croit les Medecins, à qui on a recours, ignorants, ou on les croit eclairés: si on les croit ignorants, il faut s'en passer, & se satisfaire à ses depens; mais, si on les croit eclairés, il faut être docile, se laisser conduire par eux, & aprés avoir exposé ses raisons au plus juste, se rendre à leurs decisions. Il n'est cependant que trop commun de voir des malades, qui, parcequ'ils ont esté saignés, & purgés une fois, avant de se rendre a Balaruc, se croyent, quelle indisposition qu'il leur survienne, n'ets & preparés au delà de ce qu'on peut penser. Cet abus n'est pas rare, &, si j'osois dire que les deux tiers y tombent, je ne craindrois point d'aller contre ce que j'ai observé : ainsi cet avis me paroît un des plus importants, que je puisse placer dans cette Instruction.

6°. Il faut se purger, avant d'user de ces Eaux, selon ses forces, & son temperament : l'abus cependant le plus ordinaire est de se purger à sa phantaisie. Les uns usent de poudres ; les autres de pillules, ou opiates trop violentes qu'ils ont prises indifferemment de la main d'un Chirurgien, ou d'un Apoticaire de Village, sans aucun conseil de Medecin : ils se plaignent ensuite, mais trop tard, des divers desordres qu'ont causés ces remedes, &, s'ils me croyoient, ils viendroient dans ces lieux sans toutes ces mauvaises provisions, vû qu'outre qu'on y tient des remedes convenables, je donnerai mes soins, pour qu'il ne manque aucun de ceux, qui peuvent être necessaires dans tous les accidents, que peut attirer l'usage de ces Eaux sur les personnes mal preparées, ou nullement conseillées.

7°. Enfin la maniere de prendre ces Eaux ne devant pas être la même en tous, les uns ayants besoin d'en faire une longue habitude, les autres n'en devants user que trés peu, il faut une connoissance mâle pour faire toutes ces differences; Tous ces reglements donc doivent être remis à la prudence d'un Medecin : les femmes cependant plus que tout autre aiment à se gouverner elles mêmes, & à prodiguer leurs Conseils aux autres, & meritent par consequent la peine de leur suffisance, & attirent sur les autres les suites d'une trop grande credulité; On ne doit donc plus être surpris du raisonnement de ces personnes, qui publient par tout trés mal à propos que ces Eaux sont plus nuisibles, que salutaires, persuadé que l'on doit être que le meilleur remede devient trés préjudiciable, des qu'on en fait un usage mauvais, & irregulier.

Voila en peu de mots les principaux abus, contre lesquels j'ai cru devoir me recrier, & qui empêchent que les Eaux de Balaruc ne soient aussi generalement utiles, qu'elles le seroient. Elles ne produisent, comme je l'ai deja avancé, leur effet que par leur chaleur, & leur chaleur n'est qu'une liquidité augmentée; elles n'ont donc qu'une maniere d'agir, & ne guerissent, à proprement parler, qu'une seule maladie. Voyons si cette proposition ne doit pas être reçuë de tous les Medecins; si, lors qu'ils ordonnent les Eaux de Balaruc, ils peuvent avoir aucelà d'une indication; si tous les cas, dans lesquels ils les ordonnent, ne peuvent point se reduire à un; & si toutes ces maladies n'ont des differents noms, que parce qu'elles attaquent differentes parties du corps humain.

1°. Les Eaux de Balaruc font d'autant plus liquides, qu'elles sont chaudes. Le fer, l'or & tous les corps solides de l'Univers approchent d'autant plus de la liquidité, qu'ils sont chauds ; à plus forte raison, un corps, déja regardé comme liquide, doit devenir d'autant plus liquide, que sa chaleur s'augmente, & reciproquement. La chose est trop connuë des petits Enfants, qui prennent tant de plaisir à faire boüillir de l'eau, ou du lait, & à faire fondre de l'étain, ou du plomb &c, pour que je perde le tems à prouver que la chaleur n'est qu'une grande liquidité.

2°. S'il conste que ces Eaux n'agissent, qu'autant qu'elles sont chaudes, & que leur chaleur doit être mesurée par leur liquidité, je crois être en droit d'inferer que leur maniere d'agir est unique, & qu'elles ne peuvent satisfaire qu'à une indication de la Medecine.

3°. S'il conste qu'on n'ordonne, & qu'on ne doit ordonner ces Eaux que dans les amas d'humeurs, ou, ce qui revient au même, dans les embarras des Vaisseaux, soit originaux, ou sanguins, soit derivants, tels que sont les Secretoires, ou excretoires; s'il conste egalelement que dans tous les cas, ou il se trouve un embarras des Vaisseaux, il se trouve un comble d'humeurs, & que là, où il se trouve un comble d'humeurs, les Vaisseaux doivent se trouver gênés, il ne s'agit plus que de sâvoir quels sont ces amas, ou embarras, dans lesquels les Eaux de Balaruc conviennent.

Pour determiner cette question, il faudroit

que j'eusse mis au jour mon Ouvrage promis, afin d'y pouvoir renvoyer le Lecteur, comme à une plus grande lumiere : sans designer cependant chaque cas aussi exactement, que je le ferai dans la suite, il me semble que je puis exprimer tous les cas possibles en ces deux mots.

Les Eaux de Balaruc conviennent dans tous les amas, & embarras, ou les humeurs, & les vaisseaux n'ont plus leur premiere activité. Si les humeurs, & les vaisseaux avoient trop de fougue, les Eaux de Balaruc y donneroient de nouvelles amorces : c'est pourquoi dans les fortes inflamations, & lorsqu'on juge qu'il faut plûtôt temperer, qu'animer, il faut bien se donner de garde d'envoyer à ces Eaux ; mais au contraire, s'il faut animer les humeurs en les liquefiant, pour les faire couler, & passer outre ; s'il faut animer les vaisseaux en les degageant du fardeau, qui les accabloit ou dans leur diametre, ou dans leur tissu, ou hors de leur diametre, on ne doit point hesiter d'un moment à avoir recours à ces Eaux salutaires, pourvû qu'on ne soit point reduit au dernier echelon de la vie.

Ces amas, & ces embarras avec langueur forment un trés grand nombre de maladies des oreilles, des yeux, du nés, du cerveau, de la poitrine, du bas ventre, des visceres particuliers, & de toutes les parties externes. Toutes ces parties donc sans en excepter une seule, peuvent être soulagées par ces Eaux employées en bain, demibain, douche, fomentation, injection, gargarisme, ou parfum. Et par consequent la vuë principale du Medecin doit être de considerer que les Eaux de Balaruc ne sont propres que pour liquefier les humeurs, & degager les vaisseaux par leur liquidité, ou chaleur.

Veut-on par exemple guerir un Paralytique, ou un Rhûmatique, aprés avoir fait preceder les remedes convenables, sans oublier la prise des Eaux, on met l'un & l'autre dans le bain : là, comme on le voit, leurs humeurs deviennent plus liquides, & plus elles se liquefient, plus elles s'échauffent. Les parties les plus fines des Eaux, qui sont par consequent celles, qui ont des determinations plus singulieres, &, par une autre consequence, celles, dont les rapports multipliés approchent plus du nombre de rapports, qui constituent le liquide igné, se mêlent avec les parties des humeurs, & par degré les forcent à suivre les determinations differentes qu'elles suivent elles mêmes, en vertu de leur grande liquidité.

En consequence dequoi le Medecin, qui ordonnera les Eaux de Balaruc pour les amas ou embarras avec langueur, ou, pour m'expliquer en un mot, pour la langueur elle méme, doit prendre garde de negliger la saignée, pour peu qu'elle soit indiquée : car, s'il est plus que constant que les humeurs reçoivent plus de liquidité, & plus de chaleur par l'application de ces Eaux, comme tous les Baigneurs le jugent, en posant le doigt sur l'artere du front, il seroit à craindre qu'un diametre deja trop plein, par la seule quantité d'une humeur languissante, ne fût surpris par la prompte expansion de cette même humeur devenuë de languissante active, & agitée coup sur coup en bien plus de sens, ou vers plus de lieux, qu'elle ne l'étoit auparavant.

Le Medecin ne doit pas être moins attentif à nettoyer les premieres voïes, afin que les humeurs trouvent les vaisseaux de ces parties inferieures plus libres, & aient plus de lieux, où pouvoir se repandre ; c'est pourquoi il ne me paroît pas convenable, à moins de quelque raison singuliere, qu'on ordonne l'usage exerne de ces Eaux, sans en faire preceder l'usage interne, comme un chacun peut l'inferer avec moi.

Je pourrois ici faire remarquer de plus que ceux, qui sont reduits a la seule prise de ces Eaux, & qui n'ont besoin d'aucune application externe, doivent en user plus, ou moins longtems, & a plus, ou moins de reprises chaque fois, suivant le degré de leur maladie. Je specifierai mieux toutes ces choses dans le journal, que je ferai aprés ces deux saisons de l'an 1723. ainsi qu'il me soit permis de suspendre pour un tems tout ce que je puis penser de plus sur les bons effets, que produisent ces Eaux. On dit ordinaivement qu'on connoit la bonté d'un arbre par la bonne qualité de son fruit : on connoitra de même mieux dans la suite combien grand est le secours, que la nature presente à Balaruc, par l'enumeration, que je ferai des bons effets, que ces Eaux produisent chaque année. Cette enumeration n'ira pas à l'infini, ainsi je crois qu'aprés deux ou trois journaux, il ne me restera plus rien à dire sur cette matiere.

Maintenant que je crois avoir assez insisté sur ce que je desirois de mettre au jour pour le present, je crains qu'on ne trouve que j'ai été trop court ; mais, comme cet opuscule n'est qu'une instruction generale, & que d'ailleurs je suis ordinairement sur les lieux, pour suppléer à ce qui peut y manquer, je me flate qu'on me fera l'honneur de croire que je n'ai point affecté cette brieveté pour me rendre obscur ; mais qu'au contraire je n'ai eu autre motif, en entreprenant ce precis, que de me rendre utile à tout le monde tant de loin, que de prés. L'on sera plus convaincu de mes bonnes intentions, lors qu'on me fera l'honneur de me consulter sur les differents maux, pour lesquels on veut se rendre, ou l'on se sera deja rendu à Balaruc.

ma residence ordinaire est à Montpellier.

www.ingramcontent.com/pod-product-compliance
Lightning Source LLC
LaVergne TN
LVHW012019170826
845678LV00004BA/1572

9782329630724